Marie-France Muller

W0334495

Le vinaigre santé

Une fontaine de jouvence

jouvence
EDITIONS

Du même auteur…

AUX EDITIONS JOUVENCE

Encyclopédie de la réflexologie faciale, 2004

Quelle santé de fer, 2007

Le Dien' Cham', avec Nhuan le Quang, 2000

Remèdes maison, Coll. Pratiques Jouvence, 2000

Le vinaigre santé, Coll. Pratiques Jouvence, 2000

Médecines douces pour animaux,
Coll. Pratiques Jouvence, 1998

L'argile facile, Coll. Pratiques Jouvence, 1998

Bien dormir, enfin!, Coll. Pratiques Jouvence, 1998

L'enfant timide, Coll. Pratiques Jouvence, 1997

Vivre au positif, Coll. Pratiques Jouvence, 1997

Oser parler en public, Coll. Pratiques Jouvence, 1997

Cuisine végétarienne rapide, Coll. Pratiques Jouvence, 1997

Catalogue Jouvence gratuit sur simple demande.

ÉDITIONS JOUVENCE

Suisse : CP 184, CH-1233 Genève-Bernex
France : BP 90107, F-74161 Saint-Julien-en-Genevois CEDEX
Site internet : **www.editions-jouvence.com**
E-mail : info@editions-jouvence.com

couverture: illustration, J.-C. Marol
maquette & mise en pages: atelier weidmann

ISBN 978-2-88353-174-1

Sommaire

Introduction

Le titre de ce *Pratique* vous a interpellé? Peut-être d'ailleurs pensez-vous que le vinaigre, c'est avant tout utile pour faire une vinaigrette ou assaisonner la salade! Certes, c'est là son usage le mieux connu. Il est d'ailleurs mille utilisations de ce condiment dans l'art culinaire et vous ne sauriez, à ce titre, vous en passer.

Comme tout le monde, vous savez aussi l'employer de temps à autre pour récurer vos casseroles, faire étinceler votre vaisselle ou enlever les dépôts calcaires. Peut-être même votre grand-mère vous avait-elle appris à l'employer en rinçage pour faire briller vos cheveux (ce qu'il réussit mieux que le plus coûteux des après-shampooing) ou encore pour calmer les piqûres de moustique.

Mais ses qualités ne se limitent pas à cela. En fait, le vinaigre, et plus particulièrement le vinaigre de cidre, est aussi l'ami de votre santé, un auxiliaire précieux que vous allez apprendre à mieux connaître au cours des pages de ce livre. Ses vertus multiples en font aussi une véritable panacée et, à ce titre, il est digne de se voir attribuer une place de choix dans votre pharmacie naturelle familiale.

Vous aviez déjà entendu dire que «le vinaigre, c'est bon pour la santé»? Vous avez peut-être aussi entendu dire le contraire et vous ne savez plus quoi en penser. Peut-être aussi, tout simplement, le rapport entre vinaigre et santé vous semble-t-il fumeux... Dans tous ces cas, ce petit guide est fait pour vous.

Vous y trouverez les principales indications, de même que les précautions d'emploi de ce condiment aux étonnantes vertus et nous y avons regroupé les divers usages et recettes de santé, selon les indications que nous ont transmises nos ancêtres. Il a été conçu de sorte que, la première lecture effectuée, vous puissiez retrouver rapidement les points qui vous intéressent, en cas de besoin. Avec l'argile et le chlorure de magnésium, le vinaigre forme une synergie des plus efficaces pour votre santé: les trois sont complémentaires et peuvent être employés simultanément et quotidiennement.

Lorsque vous serez parvenu à son terme, je suis sûre que, comme bon nombre d'entre nous, vous en ferez votre apéritif préféré!

Alors, à votre (excellente) santé!

□

Le vinaigre: un élixir de longue vie?

C'est en tout cas ce qu'en pensaient nos ancêtres. Depuis des milliers d'années et ce pratiquement sur tous les continents, le hasard, devenu art, a depuis des temps fort reculés appris aux hommes la manière d'utiliser ce vin aigri. Son mode de fabrication a été rapidement étendu à d'autres préparations susceptibles de subir ce processus de fermentation et d'acétification et, pour cette raison, baptisés eux aussi, bien qu'improprement, «vinaigres».

Un remède simple et bon marché

Il est toujours rassurant de savoir que nous avons à notre disposition, en cas de besoin, des remèdes simples, peu coûteux et facile à se procurer. Nous avons déjà vu qu'il est aisé de soulager nombre de maux courants avec de la simple argile ou du chlorure de magnésium[1].

Il est encore bien d'autres de ces remèdes-miracle permettant de préserver notre santé ou, bien souvent, de la rétablir, ceci à moindre frais et sans avoir à craindre les effets secondaires liés à la consommation de médicaments. Le vinaigre est de ceux-là; j'entends, le meilleur vinaigre, fait à partir d'éléments de base de haute qualité et de préférence biologique.

Une bonne santé: le terrain est tout!

Certes, je n'aime pas trop me contenter de donner des «recettes», à mes yeux trop apparentées à la prise de médicaments, puisqu'on ne fait alors que «remplacer» un produit issu de l'industrie pharmaceutique par une substance plus «naturelle». Bien sûr, cela fonctionne souvent, ce qui évite aussi bien des problèmes d'intolérance ou autres inconvénients liés à la prise régulière de médicaments.

Il est cependant utile de rappeler qu'en matière de santé et comme le disait Béchamp: «Le microbe

[1] voir *L'argile pratique* et *Le chlorure de magnésium: un remède-miracle méconnu* du même auteur, coll. Pratiques Jouvence, 1998.

n'est rien et le terrain est tout!». Cela signifie que la seule suppression des symptômes désagréables ou douloureux n'implique pas la véritable guérison. Ainsi, prendre un comprimé d'aspirine en cas de mal de tête va certainement apporter un soulagement réel; mais vous n'aurez en rien modifié la cause de cette douleur, laquelle peut avoir des origines diverses, souvent anodines (stress, surmenage, manque de sommeil…), mais aussi, dans certains cas, dangereuses (encéphalite, maladie infectieuse, traumatisme crânien etc.). Négliger ces dernières en se contentant de les masquer sans s'en préoccuper peut être à l'origine de graves problèmes.

C'est pourquoi une approche holistique, globale, du retour à l'état de santé implique le rétablissement d'un «terrain» en bon état, c'est-à-dire capable de se défendre contre les agressions diverses de la vie courante. En période de contagion grippale, par exemple, l'important n'est pas de «fuir» tout contact avec nos semblables (d'ailleurs, même cela pourrait ne pas suffire!), mais bien de renforcer notre système immunitaire, nos défenses naturelles qui, elles, nous protégeront.

Considérez donc toujours vos problèmes de santé comme un avertissement que vous envoie votre corps afin de vous avertir d'une perturbation et tenez-en compte, au lieu de simplement lui intimer l'ordre de se taire à l'aide d'un remède purement symptomatique! Ne négligez pas de consulter un thérapeute qui pourra ainsi vous orienter sur le chemin de retour à la santé, la vraie, celle qui vous implique dans votre globalité.

Le vinaigre: un remède de terrain

Ce qu'il y a d'intéressant avec le vinaigre, c'est qu'il représente à la fois un remède de terrain polyvalent et un remède symptomatique qu'il est toujours utile d'avoir à portée de la main! Ce qui est aussi le cas de l'argile et du chlorure de magnésium.

Il importe de garder à l'esprit ces deux aspects. On ne fera pas avancer la médecine naturelle (ou naturopathie) en se contentant de n'en faire qu'un succédané de la médecine officielle, l'approche même en est complètement différente!

Vous trouverez donc dans ce petit guide des conseils pratiques visant à une utilisation rationnelle du vinaigre, aussi bien préventivement que pour soulager les petits maux courants. A ce titre, il était utile d'indiquer quelques «recettes»! Simplement, pensez à toujours les intégrer dans une planification globale de préservation de la santé, impliquant la qualité de votre alimentation, de votre respiration, en fait de l'ensemble de votre mode de vie: ce n'est que dans ce contexte que vous obtiendrez des résultats durables et vraiment concluants.

Pleins feux sur le vinaigre de cidre

Il faut dire qu'il n'existe pas *un*, mais *des* vinaigres, aux goûts et qualités différents selon le mode de fabrication et les ingrédients entrant dans sa composition.

Le vinaigre de cidre, fait à partir de pommes entières, est actuellement le plus utilisé pour ses vertus médicinales. Mais il en est bien d'autres! En voici quelques-uns, et la liste n'est pas exhaustive: vinaigres de vins divers (blancs, rouges, et même parfois issus d'appellation contrôlée: vinaigre de vin de Bordeaux, de Champagne, de Bourgogne, de Xérès...), vinaigre de moût de raisin, vinaigre de bière, de fruits (poire, framboises...), de céréales, vinaigre de riz, vinaigre de miel, vinaigre d'alcool, vinaigre de lait, vinaigres d'épices, vinaigres de plantes, vinaigres de fleurs, vinaigre de sève, vinaigre de bois ... et même vinaigre aux algues marines.

C'est cependant avant tout au vinaigre de cidre que nous nous référerons: de tous les vinaigres, il est le meilleur pour votre santé!

La cure vermontoise

Aux Etats-Unis, il en est fait un usage beaucoup plus large que dans notre vieille Europe, trop encline à rejeter en bloc les conseils – considérés comme surannés – des Anciens.

Nous avons le régime méditerranéen, les américains ont la cure vermontoise! Dans l'Etat du Vermont, situé dans le nord-est du pays, les habitants semblaient bénéficier d'une exceptionnelle longévité, associée à une excellente santé, ce qui, bien entendu, ne manqua pas d'intriguer. Or, une étude prouva que la seule chose qui différenciait vraiment leur mode de vie de celui des autres américains était leur attachement au vinaigre de cidre, élément essentiel de leur pharmacopée traditionnelle. La nouvelle s'étant répandue, nombre d'Américains se prirent à consommer régulièrement de ce vinaigre pour leur plus grand bien.

Un cocktail d'oligo-éléments

Le vinaigre renferme toutes les qualités du fruit de base: raisin pour le vinaigre de vin, pomme pour le vinaigre de cidre etc. Le vinaigre de cidre, issu de la fermentation du cidre (lui-même obtenu à partir du jus de pomme fermenté) est particulièrement réputé être un fortifiant naturel bourré de nutriments bénéfiques à la santé, depuis toujours recommandé par la médecine populaire à ceux qui désirent rester le plus longtemps possible en bonne santé et alertes. C'est un cocktail de plus de trente éléments essentiels à une bonne nutrition, d'une douzaine de minéraux (potassium, magnésium, calcium, fer, silicium, soufre, fluor, chlore, phosphore, sodium), de plusieurs vitamines, d'enzymes et de pectine, protectrice du cœur.

«Acide, le vinaigre?» me direz-vous. Certes, mais en dépit des problèmes liés à l'acidification chronique dont nous souffrons tous peu ou prou, il faut bien constater que l'on bénéficie grandement de l'emploi judicieux et modéré de boissons au vinaigre. Il est même utilisé actuellement, sous contrôle médical, dans le traitement de certaines gastrites aux Etats-Unis ainsi qu'au Japon (voir *estomac*), ce que je vous déconseille cependant de faire seul!

Sans aller jusqu'à en faire une panacée, il semble qu'on puisse à juste titre lui concéder une place de choix parmi les remèdes simples, bon marché, inoffensifs et cependant efficaces, qui permettent d'acquérir une plus grande autonomie quant à la gestion de notre santé et de celle de nos proches.

La cure la plus communément recommandée consiste simplement en l'absorption quotidienne d'une cuillerée à café de vinaigre de cidre et d'une cuillerée à café de miel dans un verre d'eau tiède, une demi-heure avant les repas. Ce n'est ni coûteux, ni compliqué, et le goût n'en est pas déplaisant.

Pourquoi alors se priver d'en faire l'expérience?

Pourquoi ne pas apprendre par la même occasion à confectionner vous-même certains de ces vinaigres aux étonnantes propriétés, ainsi que leurs dérivés à base de plantes médicinales? Vous y prendrez certainement plaisir et disposerez ainsi d'une petite pharmacie médicinale d'usage aisé et sans danger.

□

Les origines du vin aigre

Les premiers vinaigres provinrent probablement de la fermentation alcoolique non contrôlée des jus de fruits et des céréales. En effet, toute boisson alcoolisée laissée non bouchée à l'air libre risque de se transformer en «vinaigre» (certes, ne méritant guère ce nom), au bout d'un temps plus ou moins long.

Un remède séculaire

On en faisait autrefois un large usage et de nombreux textes antiques le mentionnent. De la Bible aux vieux grimoires dits «magiques», en passant par Rome, la Grèce ou l'Egypte, tous s'y réfèrent sur un ton d'évidence qui en dit long de l'usage habituel qui en était fait.

Il fut même utilisé avec quelque succès lors des grandes épidémies de peste au Moyen-Age! Nul médecin ne se serait rendu au chevet d'un malade sans tenir en sa poche un peu de vinaigre, en particulier celui dit «des quatre voleurs», réputé pour la protection qu'il assurait contre la contagion et ses propriétés bactéricides.

Si les origines du vin – et donc du vinaigre – nous demeurent inconnues, il est raisonnable de penser qu'elles datent de la nuit des temps, aux époques de nos lointains ancêtres du paléolithique, cueilleurs et consommateurs de fruits qui, forcément, fermentaient à l'occasion, et dont les jus pressés se transformaient ainsi en vinaigre.

Certes, la Bible fait de Noé le premier vigneron. Cependant, il ne fut pas le seul à se voir attribuer ce rôle que, pour une fois et pour antique qu'il soit, nul n'a, à ce jour, songé à lui dénier – gastronomie oblige! Pour les Grecs, ce rôle fut dévolu à Dyonisos. Quant aux anciens Egyptiens, ils en remerciaient Osiris et s'adonnaient à la viticulture et à la production de boissons alcoolisées à base de figues depuis des milliers d'années. Il en était de même dans la Chine ancienne où l'on fabriquait du vinaigre à partir de l'eau de vie de riz et d'arbousier. En Inde, on utilise depuis toujours le vinaigre de sève de palmier ou de sagou. Tout aussi antique, le vinaigre de miel, dérivé de l'hydromel, boisson fermentée déjà connue dans l'Antiquité, et dont il est fait ample mention dans le fameux poème épique saxon *Beowulf*, qui le reconnaît comme une boisson «revigorante».

Certes, *vin aigri* n'est pas *vinaigre*, tant s'en faut. Mais c'est bien de cela pourtant qu'il tire son origine, probablement due au hasard qui, on le sait, fait souvent bien les choses. Ce ne fut que progressivement que, la pratique aidant, différence fut établie entre le vin «piqué» et celui, bien meilleur, qui s'était acétifié.

La première utilisation qui en fut faite fut certainement la conservation des fruits et légumes dont on avait constaté que lorsqu'ils étaient plongés dans du vinaigre, ils ne se putréfiaient plus. C'est de toute évidence ainsi que l'on y prit goût et que l'usage s'en répandit en cuisine, puis en d'autres domaines tels ceux de la santé et de la beauté.

Un produit fort commun dés l'Antiquité

A l'époque gréco-romaine, c'était un ingrédient des plus communs reconnu pour ses mille vertus. On connaît le fameux récit que fit l'historien romain Tite-Live du franchissement des Alpes par Hannibal et ses armées, en 218 avant J.-C.: les carthaginois, s'étant trouvés bloqués attaquèrent avec du vinaigre un éboulis rocheux rendu incandescent par un immense feu de bois. On imagine mal les quantités de vinaigre qu'ils devaient avoir dans leurs bagages pour accepter comme vraisemblable pareil récit!

Et n'oublions pas ce repas hors du commun que Cléopâtre, reine d'Egypte, offrit à Marc-Antoine pour l'impressionner. Lui ayant promis un banquet au coût exorbitant, objet d'un pari entre eux deux, elle gagna en absorbant le contenu d'une coupe de vinaigre dans lequel elle mit à dissoudre une énorme perle.

Caton l'Ancien mentionne dans son *Traité d'agriculture* que les cueilleurs d'olives se faisaient en partie rémunérer en vinaigre. Ce dernier constituait aussi un élément indispensable aux sacrifices d'animaux, que ce soit chez les Grecs ou dans l'Ancien Testament.

Partout, il était renommé guérir les plaies et blessures infectées. Plus près de nous, on sait qu'il a permis de sauver la vie de milliers de soldats blessés au cours de la guerre de Sécession aux Etats-Unis, en raison de ses propriétés antiseptiques et antibiotiques.

Ce ne fut cependant qu'au Moyen-Age qu'apparurent les premiers «vinaigriers», constitués en corporation en 1394, et qui se spécialisèrent dans la fabrication des vinaigres, jusqu'alors confiée aux seuls vignerons.

De nombreux tâtonnements furent d'ailleurs nécessaires avant que l'on parvienne à vraiment maîtriser le processus d'acétification du vinaigre.

Du vin aigri au vinaigre

Car quoi qu'on en pense souvent, n'est pas vinaigre tout vin simplement abandonné sans soin. Comme l'établit justement dès le XVIIIe siècle le docteur Boerhaave, chimiste et médecin hollandais, il faut établir une distinction claire entre «fermentation spiritueuse» (qui est la transformation des sucres en alcool), «fermentation acétique» (qui concerne la transformation de l'alcool en vinaigre)... et «fermentation putride» (celle qui donne du vin aigri, par purtréfaction du vin)! Seule nous intéresse, bien sûr, la seconde.

Ce n'est qu'en 1822 qu'est découvert, toujours par un hollandais, le micro-organisme responsable de cette fermentation: le *mycoderma aceti*, ultérieurement baptisé *acétobacter* . C'est d'ailleurs à Pasteur que l'on doit la description enfin précise et détaillée de l'acétification par les acétobacters, sans lesquels il ne saurait y avoir de vinaigre.

Notons aussi qu'en France, ne s'appelle pas «vinaigre» qui veut! Aux termes du décret n° 88-1207 du 30 décembre 1988: «La dénomination «vinaigre» est réservée au produit obtenu exclusivement par le procédé biologique de la double fermentation, alcoolique et acétique, de denrées et boissons d'origine agricole ou de leurs dilutions aqueuses». Ce vinaigre doit présenter en outre une teneur acétique minimale de 6° pour les vinaigres de vin, et de 5° pour les autres (cidre, hydromel, jus fermentés de fruits divers). Les additifs autorisés se limitent aux seuls sucre, sel, miel, aromates et arômes naturels.

En résumé, pour qu'il puisse y avoir processus d'acétification, il faut réunir les conditions suivantes:

- le liquide doit être alcoolisé,
- contenir des matières organiques,
- et surtout des acétobacters.

Composition chimique du vinaigre

Comment vin, cidre et autres jus fermentés se transmutent-ils finalement en vinaigre? Tout simplement par l'action conjuguée de l'oxygène de l'air et des fameux acétobacters qui transforment l'alcool qu'ils contiennent en ce composé d'acide acétique et d'eau que l'on nomme vinaigre et dont la formule chimique est:

$$C_2H_4O_2 + H_2O$$

acide acétique + eau

Les propriétés de ce vin aigre dépendent en bonne part de celles naturellement offertes par la boisson de base. Le vinaigre le meilleur est celui que l'on tire du meilleur vin, ou du meilleur cidre.

Propriétés du vinaigre

Si l'on se réfère aux textes anciens, on disait de lui qu'il était pénétrant, atténuant, astringent, résistant à la putréfaction, sudorifique, amaigrissant, vulnéraire; bon contre les brûlures, les hémorragies, les morsures de serpent, la peste, la gangrène, l'ivresse… On disait aussi de lui qu'il «dissolvait les tumeurs dures» (fibromes, kystes), les œdèmes. Il était aussi fort utilisé en cas de syncope.

Sylvius, médecin à l'époque des grandes pestes, dit s'être protégé de toute contamination au cours de deux épidémies grâce à une simple cuillerée de vinaigre de vin qu'il buvait la matin, avant de se rendre au chevet des pestiférés. On connaît cependant des formules de vinaigres composés, à base de plantes spécifiques contre la peste ou autres épidémies, plus efficaces (ainsi, le vinaigre des quatre voleurs).

mise en garde

Prenez toujours votre vinaigre dilué !

- Les résultats obtenus dépendent en grande partie de la *qualité du vinaigre utilisé*. Nous ne conseillons que des vinaigres de qualité biologique et, de préférence, le vinaigre de cidre. Un vinaigre ordinaire, dont la maturation a été accélérée par divers procédés, peut provoquer des maux d'estomac et acidifier gravement le terrain.
- Il semble que les effets du vinaigre – de même que ses éventuelles contre-indications – dépendent aussi en bonne partie de la *quantité absorbée*: trop… c'est trop, mais il serait tout aussi regrettable de se priver de cet aliment merveilleux sous prétexte qu'il peut dans certains cas être déconseillé de dépasser certaines quantités. Ce n'est pas parce qu'un aliment possède d'incontestables vertus qu'il faut en abuser

Le vinaigre résiste aux venins, ce qui le fait recommander en cas de piqûres d'insecte ou si vous avez approché de trop près des orties! Dans le même ordre d'idée, il permet souvent d'atténuer les effets nocifs des médicaments, propriétés non négligeable de nos jours!

dans l'espoir vain d'un résultat plus rapide, au risque d'en payer le prix!

- En fait, l'expérience semble prouver que la consommation régulière d'*une petite quantité* de ce breuvage acide peut être bénéfique même aux personnes souffrant d'un terrain trop acidifié. Pour bénéficier de ses bienfaits, sans en éprouver les désagréments, il importe, en pareil cas, de ne pas dépasser la dose d'une cuillerée à café par jour, prise en deux fois avec du miel et, si possible, dans du jus de légumes. C'est le cas de personnes très affaiblies et de celles souffrant de goutte ou d'ulcération gastrique.
- **Attention** aussi à ne pas mettre de vinaigre en contact avec n'importe quel sac en plastique: des aliments vinaigrés risquent d'être pollués par le plomb contenu dans la peinture ou l'encre servant à l'impression des sacs.

Un regain d'intérêt justifié

Aux Etats-Unis – où la médecine est plus pragmatique que chez nous et où les médecins n'hésitent pas à essayer de vieux remèdes en cas de besoin s'ils ont fait leurs preuves –, le vinaigre commence à être reconnu en tant qu'adjuvant thérapeutique de valeur. Il fait ainsi partie des traitements prescrits par l'hôpital de l'Université de l'Ohio pour traiter les otites et maux d'oreille. Or, l'irrigation d'oreille au vinaigre était déjà pratiquée en Assyrie, ce dont on a la preuve par la mention qui en fut faite dans un ancien texte. Devant les résultats encourageants obtenus, des médecins de ce même hôpital envisagent de traiter aussi certaines affections oculaires avec du vinaigre dilué.

A l'hôpital de Yale-New Haven, on l'utilise d'ailleurs actuellement comme désinfectant hospitalier, et les résultats sont bien supérieurs à ceux obtenus avec les produits courants.

□

Quel vinaigre choisir?

Bien quc, selon son étymologie même, le vrai vinaigre soit fait à partir de vin, on peut aussi en fabriquer à partir de n'importe quel liquide sucré: il est ainsi toutes sortes de vinaigres.

Outre celui obtenu à partir de raisins ou de pommes, il en est préparés à partir de dattes, de melon, de bananes, de baies (framboise etc.), de sorgho, de riz, de pomme de terre, de noix de coco, de sirop d'érable, de miel, de mélasse, de betterave, de blé… et même de bière!

Si le vinaigre de vin est le plus usité (notons que sa couleur dépend de la couleur du vin – rouge ou blanc – dont il est tiré), c'est le vinaigre de cidre qui obtient la palme d'or en raison de ses nombreuses propriétés thérapeutiques.

Le vinaigre de cidre

Le processus de fabrication en est simple, en sachant que le vinaigre se prépare non à partir des pommes ou de leur jus, mais à partir du cidre! Voici, en résumé, ce qui se passe:

a) Il faut tout d'abord obtenir le cidre. Pour cela, les pommes sont pressées, pour en extraire le jus qui est alors mis à vieillir dans un récipient hermétiquement fermé. On obtient ainsi le cidre, issu de la première fermentation des sucres naturels qui se transforment en alcool.

b) Puis on laisse à nouveau une fermentation s'opérer dans le cidre, mais cette fois à l'air libre. L'alcool du cidre se transforme alors en acide acétique: le vinaigre de cidre est né!

Le vinaigre de riz

En Chine comme au Vietnam, on utilise du vinaigre de riz préparé à partir de riz blanc gluant.

Au Japon, c'est un peu différent: une pratique de santé ancestrale consiste à prendre quotidiennement du vinaigre de riz mêlé de miel, mais là, il s'agit de riz brun, non décortiqué. Ce vinaigre de riz complet, très riche en nutriments, contiendrait entre autres choses une bonne vingtaine d'acides aminés. Très renommé, on lui attribue, entre autres vertus, celle d'aider au maintien d'une bonne santé et de ralentir le vieillissement. Ce qui n'est déjà pas si mal!

Le Tamago-Su,
la boisson tonique des Samouraïs

Vous rêvez profiter de pareils avantages? Rien de plus facile, la seule difficulté résidant dans la recherche de ce fameux vinaigre de riz brun. Considéré comme l'un des plus puissants remèdes naturels, le Tamago-Su, ou vinaigre à l'œuf, se prépare de la façon suivante:

- Plongez un œuf frais dans un verre de bon vinaigre de riz brun et laissez-le tout macérer pendant une semaine. Le vinaigre va dissoudre l'œuf tout entier, coquille comprise, excepté la membrane translucide qui tapisse l'intérieur de la coquille.
- La semaine écoulée, il vous faut alors rompre cette membrane et en verser le contenu dans la préparation vinaigrée, puis bien mélanger le tout (jetez la membrane!).
- Pour vous assurer longue vie et bonne santé, il ne vous reste plus qu'à prendre trois fois par jour un peu de ce mélange dans un verre d'eau chaude.

Un vinaigre de cidre-maison

Il est toujours amusant de s'essayer à fabriquer soi-même son vinaigre. Certes, ce n'est pas toujours aussi simple qu'il y paraît et pour obtenir de vraiment bons résultats, vous auriez besoin d'un matériel mieux adapté et d'employer des méthodes plus élaborées.

Cependant, pour la curiosité, voici la recette la plus simple pour tenter de réussir votre premier vinaigre. Si vous y prenez goût, vous aurez le plaisir d'offrir à vos convives des vinaigres de qualité aux saveurs variées et précieuses qui vous permettront de réaliser de subtiles harmonies et une cuisine raffinée.

- Choisissez des pommes à votre goût (non traitées, évidemment): les pommes sauvages sont les meilleures, pour leurs qualités et leur richesse en oligo-éléments. Le mieux est, au début, de mélanger pommes acides et pommes douces: ces dernières, plus sucrées, produisent davantage d'alcool qui se transformera ensuite en acide.
- Coupez les pommes sans les éplucher, laissez-les brunir, puis pressez-les dans une presse à cidre ou une centrifugeuse.
- Versez ce jus dans un pichet dont vous envelopperez le col d'un ballon: celui-ci gonflera au fur et à mesure de la fermentation alcoolique, tout

en gardant la préparation à l'abri de l'air. Une fois le sucre transformé en alcool, on obtient du cidre. Pour accélérer cette fermentation, placez le pichet dans un endroit bien chaud (si possible 25-26°): cela prendra de une à six semaines, selon la température ambiante et la qualité des pommes.

- Versez le cidre dans un saladier, pour augmenter la surface exposée à l'air; recouvrez-le d'un linge pour protéger de la poussière et des insectes et laissez la seconde fermentation d'opérer. Si vous avez de la mère de vinaigre (ce fameux voile d'acétobacters, si fragile), ajoutez-en un peu à la surface, très délicatement: cela accélérera le processus qui sans cela peut demander plusieurs mois.
- Lorsque votre vinaigre est prêt, tirez-le complètement et filtrez-le.

Truc: Pour gagner du temps, vous pouvez ajouter de la mélasse à votre cidre, ou un peu de levure de bière fraîche.

Le vinaigre de miel

Voici un autre vinaigre amusant à préparer:

- Versez deux litres d'eau bouillante sur un kilo de miel; mélangez jusqu'à ce que le miel soit fondu. Ajoutez au mélange un verre de jus de fruit frais pour accélérer la fermentation: le résultat n'en sera que meilleur.
- Délayez un peu de levure dans une cuillerée à soupe d'eau tiède.
- Etalez la levure sur une tranche de pain de mie que vous laisserez flotter sur l'eau miellée.
- Recouvrez d'un linge et laissez reposer une quinzaine de jours.
- Enlevez la tranche de pain de mie, écumez la surface, filtrez.
- Laissez reposer le liquide à l'air, toujours recouvert d'un linge, pendant un bon mois pour qu'il tourne ... au vinaigre!

Le vinaigre de framboises

Délicieux et facile à préparer. Seule difficulté: cela demande beaucoup de framboises…

- Versez deux litres d'eau sur quatre verres de framboises fraîches. Couvrez et laissez reposer toute la nuit. Filtrez et jetez les baies.
- Refaites l'opération avec quatre nouveaux verres de framboises fraîches que vous recouvrirez du liquide précédent. Laissez reposer toute la nuit. Cette opération doit être refaite cinq fois au total.
- Ajoutez alors 500 g de sucre non raffiné à cette eau de framboises, recouvrez d'un linge et laissez la préparation macérer à bonne température (environ 25°) pendant deux mois. Filtrez.

La mère du vinaigre

On appelle «mère du vinaigre» la pellicule qui se forme à la surface du jus en cours de la fermentation: il s'agit du voile d'acétobacters, ces bactéries responsables de la transformation des préparations en vinaigre. Ce voile peut être utilisé pour accélérer le processus, lors de la fabrication ultérieure de vinaigre. Pour être efficace dans le processus d'acétification, cette mère doit rester à la surface du liquide et ne pas couler au fond.

Cependant, même en ce cas, elle conserve certaines propriétés. Nos anciens lui attribuaient des vertus thérapeutiques: elle serait excellente dans le cas de douleurs articulaires ou arthritiques, d'infections diverses et d'éruptions cutanées de nature infectieuse. On peut en ce but consommer de la lie, ce dépôt que l'on constate au fond des bouteilles de vinaigre de bonne qualité, ou encore prélever un peu du voile mycodermique tombé dans la bouteille et qui forme ces petits filaments un peu gluants et, certes, peu appétissants.

Préventivement, prenez deux fois par jour une cuillerée à café d'un mélange mère de vinaigre – miel que vous mastiquerez soigneusement et lentement … Essayez: ce n'est pas si déplaisant que ça en a l'air!

Les vinaigres médicinaux

Si le vinaigre, pris seul ou additionné d'une cuillerée de miel dans un verre d'eau tiède, permet d'obtenir d'excellents résultats sur nombre de maux de la vie courante, il est des formules de vinaigres de plantes transmises par la tradition et dont les vertus semblent éprouvées.

La plupart sont d'une préparation aisée. Il vous suffira le plus souvent de vous procurer plantes et épices au détail, ou de faire préparer le mélange indiqué par votre herboriste, puis de le mélanger au vinaigre et de laisser le tout macérer quelques jours ou quelques semaines dans une ambiance chaude, de préférence au soleil, sinon près d'un radiateur.

Voici quelques-unes de ces «recettes» que nous a transmis la tradition. La liste n'en est pas exhaustive, le vinaigre entrant autrefois dans la composition de toutes sortes de produits tels que crèmes, onguents, huiles de massages, liniments, triturations, élixirs divers etc.

Vinaigre des quatre voleurs

L'histoire en est légendaire. On raconte que, vers 1300, alors qu'une terrible épidémie de peste ravageait la région de Marseille, quatre coquins marseillais en profitaient pour dévaliser impunément maisons et boutiques dans tous les villages avoisinants, pourtant infestés par cette affreuse maladie. Or, eux-mêmes demeuraient indemnes, ce qui restait un mystère. On découvrit que leur secret résidait en la préparation, avant leurs équipées, d'un mélange aux vertus miraculeuses avec lequel ils se rinçaient la bouche et se lavaient les mains.

Voici cette formule, qui est de toute manière, un excellent désinfectant:

① Laisser macérer dans du vinaigre pendant au moins dix jours (plus si l'on peut) les substances suivantes, puis filtrer:

○ Grande absinthe	40 g
○ Petite absinthe	40 g
○ Menthe poivrée	40 g
○ Romarin	40 g
○ Rue	40 g
○ Sauge	40 g
○ Lavande	40 g
○ Muscade	30 g
○ Acore	30 g
○ Cannelle	30 g
○ Girofle	30 g

- Ail 30 g
- Vinaigre blanc 2500 g (on peut remplacer le vinaigre blanc par du vinaigre de cidre!)

② D'un autre côté, on fera dissoudre 10 g de Camphre en acide acétique cristallisable, qu'on ajoute quelques heures avant de filtrer. Conserver ce liquide dans des bouteilles hermétiquement fermées.

Propriétés

Antiseptique souverain pour la gorge, amygdales, grippe, catarrhe, toux, peste, toutes maladies contagieuses, soit qu'on en boive une cuillerée à café à jeun, soit qu'on s'en gargarise coupé d'eau bouillie salée, soit qu'on le respire, soit qu'on le jette sur des charbons ardents ou sur une plaque rougie au feu pour purifier l'air, soit qu'on l'applique en compresse coupée d'eau salée chaude sur les tumeurs, enflures. On s'en sert aussi pour aseptiser les mains qui ont touché quelque chose d'infecté et pour nettoyer les blessures.

Emploi pour gargarisme

Bouillir une grosse cuillerée à soupe de gros sel dans une tasse à thé d'eau. Verser dans un petit bol, ajouter cinq cuillerées à soupe de ce vinaigre.

«Ce gargarisme tire une quantité extraordinaire de pituite; réitéré deux jours, il guérit radicalement la grippe et toutes affections catarrheuses. – Mâcher auparavant un peu de racine de Galanga. En boire une cuillerée à café par jour en temps de peste»[1].

Vinaigre aux dix arômes

Ce vinaigre délicieux peut être utilisé pour assaisonner la salade. Il est de plus excellent pour votre santé.

- 15 g d'ail haché
- 10 g d'oignon haché
- 30 g d'absinthe
- 15 g de romarin
- 15 g de rue
- 15 g de sauge
- 10 g de lavande
- 8 g de cannelle
- 3 g de noix muscade
- 1 litre de vinaigre de vin blanc ou de vinaigre de cidre

Laissez infuser le tout environ trois semaines. Filtrez et utilisez en petite quantité dans l'assaisonnement des salades, en plus du vinaigre normal.

---

[1] Suzanne Foinard, *Merveilleuses vertus des plantes, secrets antiques*, Editions Sainte Rita.

Vinaigre d'ortie

- 3 poignées d'orties
- 1 litre de vinaigre de cidre

Laissez macérer le tout au soleil une quinzaine de jours.

Ce vinaigre, de goût agréable, est fortifiant, recalcifiant et apéritif.

Vinaigre de romarin

- 150 g de romarin
- 1 litre de vinaigre

Mettez le tout à macérer au soleil pendant au moins un mois.

Bon pour les troubles hépatiques et en cas de fatigue ou de dépression. Ce vinaigre lutte aussi contre la rétention d'eau et les troubles digestifs. A prendre à raison d'une cuillerée à soupe dans un peu d'eau miellée au lever.

Vinaigre de roses

- 200 g de pétales de roses séchés
- 1 litre de vinaigre

Mettez dans un bocal 100 g de pétales de roses rouges de Provins séchés et recouvrez avec le vinaigre. Bouchez bien le bocal et exposez-le au soleil pendant trois semaines. Filtrez. Refaites l'opération en versant le vinaigre obtenu sur les 100 g de pétales restants que vous exposerez à nouveau au soleil pendant encore trois semaines. Puis filtrez au travers d'une mousseline en pressant bien les pétales.

Ce vinaigre purifie l'air. Il est calmant, apéritif, vermifuge et arrête les vomissements. On peut aussi le faire entrer dans la composition de diverses liqueurs, d'onguents, pommades ou crèmes de beauté dont il assure la conservation tout en parfumant.

Vinaigre contre la peste

Il était autrefois renommé protéger de la peste. Suzanne Foinard[2] mentionne cet ecclésiastique qui, lors des épidémies de peste, réussit à se protéger tout en soignant les pestiférés grâce au simple vinaigre de rue dont il gardait toujours un flacon en poche qu'il respirait de temps à autre. Il versait aussi un peu de ce vinaigre dans un réchaud plein de feu placé entre lui et le malade.

- 2 litres de fort vinaigre blanc ou rouge
- 1 poignée de sel marin
- 1 poignée de baies de genièvre
- 1 poignée de feuilles de rue

---

[2] *Op. cit.*

- 3 têtes d'ail coupées menu
- 30 g de clous de girofle écrasés
- 45 g de racines d'angélique coupées en morceaux

Mélangez le tout et versez-le dans une bonbonne en verre épais. Laissez macérer au soleil une quinzaine de jours au moins, puis filtrez. On peut y ajouter des framboises et/ou des fleurs de sureau qui lui donnent une saveur agréable et dissipent les gaz.

Ce vinaigre est très efficace en cas d'épidémies de toute nature: grippe etc. Il faut en prendre une gorgée chaque matin et s'en frotter les tempes, les narines et les mains. Si l'on se sent surpris par le mal, en avaler deux cuillerées aussitôt que possible, puis en mettre à tiédir, tremper dedans une compresse et l'appliquer sur la partie douloureuse. Changer la compresse toutes les quatre heures et jetez-la au feu, car elle aura absorbé tout le mal et sera de ce fait devenue toxique.

Vinaigre de Sainte Rita

- 1 poignée de thym, romarin, sauge, lavande, menthe
- 1 litre de vinaigre de vin ou de cidre

Faites macérer les plantes dans le vinaigre pendant 15 jours, puis filtrez.

Employez ce vinaigre en frictions sur les piqûres de moustique, les jambes douloureuses ... et sur les cheveux blancs auxquels ce vinaigre est censé rendre leur teinte naturelle!

Vinaigre de sauge

- 150 g de sauge
- 1 litre de vinaigre

Faites macérer au soleil pendant un bon mois.

Excellent dans le cas de diabète, troubles hormonaux, fatigue, dépression, maux d'estomac, sueurs abondantes, bouffées de chaleur.

Vinaigre de souci

- 150 g de fleurs de souci
- 1 litre de vinaigre

Faites macérer au soleil pendant un bon mois.

En prendre quotidiennement en cas de fatigue, stress, surmenage, convalescence.

Vinaigre de fleurs de sureau

- 5 ombelles de sureau
- 500 g de sucre
- 1 verre de bon vinaigre de vin
- 1 pelure de citron frais non traité
- 5 litres d'eau

Mélanger le tout et mettre à macérer au chaud dans une bonbonne durant 24 heures, en agitant souvent la préparation. Filtrer, décanter et mettre en bouteille.

Prendre un verre de ce vinaigre léger chaque matin en cas de troubles des règles, rétention d'eau.

Vinaigre de fleurs de sureau (autre formule)

- 10 g de fleurs fraîches de sureau
- 1 litre de bon vinaigre de vin

Faites macérer le tout pendant deux semaines, puis filtrez.

A prendre à raison d'une cuillerée à soupe de vinaigre diluée dans une petite tasse d'eau chaude et légèrement sucrée au miel: maux d'estomac, flatulences, goutte, constipation, rétention d'eau...

Vinaigre de sureau (autre formule)

Remplissez un bocal de fleurs de sureau, recouvrez-les d'un bon vinaigre. Exposez au soleil durant trois semaines, puis filtrez.

Vinaigre d'écorce de sureau

- 200 g de seconde écorce de sureau
- 1 litre de vinaigre de cidre

Faites macérer le tout pendant une semaine et filtrez.

Une cuillerée à café trois fois par jour en cas de goutte, arthrite, rétention d'eau, cystite...

Vinaigre de baies de sureau

- 1 litre de jus de sureau
- 1 litre de vinaigre de cidre

Mélanger le tout et consommer à raison d'une cuillerée à soupe trois fois par jour en cas de névralgies, sciatique, bronchite, toux persistante...

Un bon conseil: profitez du printemps pour vous constituer une collection de tous ces vinaigres que vous aurez ainsi à votre disposition en cas de besoin. Il est toujours préférable de laisser la macération se faire au soleil: votre produit y gagnera en qualité et en le consommant, ce sera encore un peu du soleil printanier et de ses vertus revigorantes que vous absorberez!

Le vinaigre de A à Z

Dans un but pratique et pour plus de commodité, nous allons ici indiquer les usages les plus courants du vinaigre, ainsi que les formules de vinaigre aux plantes les mieux adaptées à chaque situation.

Important

- Ne prenez jamais de vinaigre **pur** : il est indispensable de toujours le consommer dilué!
- Ces indications, issues de la médecine populaire et traditionnelle, ne vous dispensent cependant pas de consulter un médecin, en cas de besoin. Vous ne devez en aucun cas interrompre votre traitement médical sans avis de votre médecin. Vous pouvez aussi lui parler de votre cure de vinaigre et lui demander son avis.

Alcoolisme / ivresse

- Selon une vieille recette, un linge trempé dans du vinaigre et appliqué au scrotum dissipe l'ivresse.
- En cas d'urgence ou si la personne devient agressive, donnez-lui toutes les 1/2 heures une cuillerée à café de vinaigre de café diluée dans un peu d'eau chaude.

Vinaigre de café

- 150 cc de vinaigre de cidre (un peu plus d'1/8e de litre)
- 1 cuillerée à café de miel
- 30 grains de café moulus grossièrement (ou, faute de mieux, une cuillerée à soupe de café moulu)

Portez le tout à ébullition, puis laissez refroidir et filtrez.

Allergie aux savons, lessives, détergents...

Vous souffrez d'érythème chaque fois que vous portez un vêtement lavé avec une lessive ordinaire? Voici une manière simple d'éviter ce problème sans trop vous compliquer la vie: faites votre lessive normalement et essorez vos vêtements. Puis mettez-les à tremper (par exemple dans votre baignoire) pendant une demi-journée dans un bain composé de deux litres de vinaigre blanc pour dix litres d'eau. Suspendez-les ensuite sans essorer.

Lorsqu'ils seront secs, vos vêtements ne sentiront pas le vinaigre et surtout, ils ne vous créeront plus de désagrément.

Anémie

Le vinaigre contient sous une forme très assimilable du fer, de la vitamine B_{12} et de l'acide folique, éléments indispensable pour combattre l'anémie. Celle-ci allant cependant souvent de paire avec un terrain trop acidifié, nous recommandons de se contenter de faibles rations de vinaigre de cidre de qualité biologique: une cuillerée à café + une cuillerée de miel dans un verre d'eau tiède une seule fois par jour vous permettront de profiter de ses bienfaits sans souffrir des inconvénients .

Anticoagulant / anti-hémorragique

Le vinaigre a pour réputation de fluidifier le sang et de dissoudre les caillots sanguins, mais aussi (et c'est là fort contradictoire) d'avoir des propriétés anti-hémorragiques.

- Quoi qu'il en soit, la prise avant les repas de boisson vinaigrée au miel (1 cuillerée à café pour un verre d'eau tiède) est recommandée dans le cas de saignements d'origine hémorroïdaire ou menstruelle.

- Quant aux saignements de nez, ils sont aisément jugulés avec l'application d'un tampon imbibé de vinaigre.

Anti-infectieux

- Pensez à consommer de la mère de vinaigre, mélangée par partie égale à du miel: une cuillerée à café du mélange bien mastiquée deux fois par jour vous protégera en cas d'épidémie. Si vous vous trouvez atteint, prenez-en trois ou quatre fois dans la journée.
- Gargarisez-vous avec une tasse d'eau chaude à laquelle vous ajouterez un peu de sel marin et 3 cuillerées à soupe de «vinaigre des quatre voleurs».
- Vaporisez de ce vinaigre dans votre maison et imprégnez-en un mouchoir que vous pourrez respirer dans le courant de la journée.

Antiseptique

Tous les vinaigres sont de puissants antiseptiques qui détruisent, par simple contact, les bactéries dangereuses telles que salmonelles et streptocoques. C'est d'ailleurs la raison pour laquelle certains hôpitaux américains ont fini par remplacer avec succès les produits désinfectants habituels par du vinaigre, dans leur lutte contre les maladies nosocomiales.

Le vinaigre des quatre voleurs est ici tout-à-fait indiqué, que ce soit en application externe ou en usage interne, en fumigations, compresses, lavages ou autres.

Appétit

La boisson au vinaigre (eau, vinaigre et miel) est apéritive et régularise la digestion. Elle est donc toute indiquée aux personnes ayant un appétit capricieux, à condition de la prendre 1/2 heure avant les principaux repas.

Arthrite

Si l'on en croit la tradition, le vinaigre peut freiner l'évolution du processus arthritique aussi bien qu'en soulager les douleurs. Une recette traditionnelle conseille l'ingestion quotidienne de 120 ml de vinaigre de cidre additionné d'une cuillerée à café de miel. Ceci semble un peu exagéré, si l'on tient compte de l'acidification quasi généralisée de nos terrains: la prise biquotidienne de la boisson au vinaigre traditionnelle (1 cuillerée à café dans de l'eau tiède + 1 cuillerée à café de miel) semble largement suffire dans la plupart des cas. Sachez aussi être patient: les résultats demandent quelques semaines de persévérance! Voici en outre quelques recettes qui ont fait leurs preuves:

Tonique aux agrumes

- 1/2 pamplemousse
- 1 orange
- 1 citron
- 2 branches de céleri
- 1/2 litre d'eau
- 1 cuillère à soupe de vinaigre
- 1 cuillère à soupe de sels d'Epsom (sulfate de magnésium)

Laissez mijoter pendant une heure dans l'eau les fruits (non épluchés) et le céleri coupés en morceaux. Puis pressez-en le jus à travers un linge. Ajoutez-y le vinaigre et les sels d'Epsom.

Dose: boire matin et soir un verre d'eau auquel vous aurez ajouté 1/4 de verre de la préparation.

Vinaigre de luzerne

- 60 g de graines de luzerne non traitées
- 1/2 l de vinaigre de cidre

Dans une casserole émaillée, faites cuire à feu doux les graines avec 1/2 litre d'eau pendant environ une demi-heure. Egouttez en pressant bien les graines. Mélangez la décoction avec le vinaigre de cidre, ajoutez deux cuillerées à café de miel et conservez dans une bouteille.

Dose: une cuillerée à café trois fois par jour de ce vinaigre dilué dans un verre d'eau chaude ou froide permettent généralement d'obtenir un rapide soulagement.

Cataplasme de consoude

Hachez plusieurs feuilles de consoude et ajoutez du vinaigre de cidre au mélange. Enduisez la région malade avec cet emplâtre, recouvrez d'un linge, puis d'un plastique et gardez ce cataplasme en place toute la nuit.

On peut aussi se contenter de laisser tremper durant quelques minutes une feuille de consoude dans du vinaigre chaud avant de l'appliquer directement sur la peau. Envelopper d'un linge pour maintenir le tout en place.

Huile de massage

- 1/2 verre de vinaigre
- 1/2 verre de térébenthine
- 1/4 de verre d'huile d'olive
- 2 blancs d'œuf

Mélangez soigneusement le tout. Frictionnez-vous avec cette préparation en insistant sur les endroits douloureux.

N.B. La térébenthine peut irriter la peau de certaines personnes!

Asthme et maladies respiratoires

- Dans tous ces cas, le miel (naturel, non traité, non chauffé) associé au vinaigre de cidre donne de bons résultats. Le miel de sarrasin semble le plus efficace.

Prendre une cuillerée de vinaigre associé à une de miel, le tout dilué dans de l'eau tiède trois ou quatre fois par jour.

- Un truc efficace beaucoup employé aux USA consiste à combiner acupression et vinaigre: humectez de vinaigre un mouchoir ou de la gaze que vous appliquerez sur la face interne du poignet. Maintenez-le en place avec un bande.

Bronchite (voir aussi Toux)

Le vinaigre de baies de sureau semble le mieux adapté, bien qu'on puisse aussi obtenir des résultats avec du vinaigre ordinaire.

Dose: une cuillerée à café diluée dans de l'eau chaude miellée, trois fois par jour ou plus, selon les besoins.

Brûlures

Le vinaigre a de tous temps été utilisé pour soulager les brûlures. En voici quelques exemples:

Vinaigre de roses

Ce vinaigre les soulage plus particulièrement (voir: peau).

Vinaigre de cidre

Si vous n'avez pas de vinaigre de roses, sachez qu'en cas de brûlure légère, la simple aspersion de vinaigre sur la partie affectée arrête la douleur en quelques secondes. Il faut répéter cette aspersion toutes les vingt minutes, jusqu'à complète sédation de la douleur.

En cas de brûlure plus sévère, la première chose à faire est de laisser doucement couler de l'eau fraîche (mais non glacée) sur la zone atteinte pendant plusieurs minutes (dix à quinze minutes); puis utilisez du vinaigre en aspersion ou en compresse et consultez un médecin. On peut aussi envelopper d'un bandage et le mouiller de vinaigre de cidre (ou de vinaigre blanc); il faut en ce cas prendre garde de toujours garder le pansement humide et de le changer régulièrement. Au bout de quelques jours et en raison de la cicatrisation, cette application de vinaigre pur peut devenir douloureuse: c'est un excellent signe et il suffit alors de le diluer un peu. Si l'on poursuit ces applications avec constance, la cicatrisation se fait sans laisser de cicatrice et en évitant douleurs et infections.

Calculs rénaux

Il est indispensable de réduire votre consommation de produits laitiers (lait, fromages), de boire beaucoup d'eau peu minéralisée et de consommer chaque jour du vinaigre de cidre à raison d'une cuillerée à soupe diluée dans de l'eau tiède deux ou trois fois par jour.

Cheveux

Le vinaigre a des propriétés antistatiques qui font merveille sur les cheveux «électriques».

Pour avoir des cheveux brillants et en bonne santé
Rincez-les après chaque shampooing avec une lotion composée d'un demi-verre de vinaigre de cidre pour deux verres d'eau.

Ce rinçage peut aussi aviver la couleur des cheveux bruns, faire briller les cheveux blonds et défriser légèrement des cheveux trop permanentés. Pour accentuer la couleur des cheveux bruns, vous pouvez aussi utiliser du vinaigre de fleurs de noyer ou de sauge; si vous êtes blonde, fabriquez-vous un vinaigre aux fleurs de camomille et laissez vos cheveux sécher librement au soleil.

Vinaigre de noyer ou de sauge

- 2 poignées de fleurs (ou 100 g)
- 1 litre de vinaigre de vin rouge

Laissez macérer au chaud ou au soleil pendant trois semaines.

Vinaigre de camomille

- 2 poignées de fleurs de camomille (ou matricaire)
- 1 litre de vinaigre de cidre

Laissez le tout macérer au soleil pendant trois semaines.

Si vos cheveux sont abîmés, cassants, ternes

Lotionnez-les après le shampooing avec un mélange à parts égales de vinaigre de cidre et de décoction de buis (que vous aurez laissée frémir G d'heure environ pour la concentrer).

Si vous avez des pellicules

- Lotionnez-vous chaque jour le cuir chevelu avec du vinaigre de cidre.
- Deux fois par semaine, versez abondamment sur vos cheveux du vinaigre de cidre préalablement tiédi. Puis enveloppez-vous la tête avec une serviette chaude et gardez le tout au moins une heure. Procédez à votre shampooing.
- Faites de même en cas de séborrhée (cheveux gras) et pour tout problème du cuir chevelu. Les cheveux ne gardent pas l'odeur du vinaigre. Vous pouvez aussi employer des vinaigres parfumés.

- Certains préconisent d'ajouter après la lotion vinaigrée – quand les cheveux sont secs – une légère friction à l'huile de ricin. Les résultats sont souvent rapides.
- Autre lotion: ajoutez à de la tisane de thym deux cuillerées à soupe de vinaigre.

Pour garder longtemps de beaux cheveux et conserver leur couleur

Buvez chaque matin cette préparation composée de:

- 4 cuillerées à café de vinaigre de cidre
- 4 cuillerées à café de mélasse
- 4 cuillerées à café de miel
- 1 verre d'eau tiède

Cholestérol

Le vinaigre de cidre est riche en pectine, fibre soluble dans l'eau qui ralentit l'absorption des aliments et des liquides dans l'intestin. Comme elle parcourt lentement l'appareil digestif, elle agglutine au passage le cholestérol qu'elle permet ainsi d'éliminer. Si vous souffrez d'un excès de cholestérol, la consommation régulière de la boisson vinaigrée au miel avant les repas vous permettra probablement de favoriser un retour à la normale. Vous pouvez aussi prendre votre vinaigre dans un grand verre de jus de légumes ou de jus de pommes.

Cœur / maladies cardio-vasculaires

La pectine présente dans le vinaigre de cidre, ainsi que la présence de bêta-carotène – puissant antioxydant –, permettent de réduire les risques de maladies cardio-vasculaires (voir *cholestérol*). Il est conseillé de prendre du vinaigre avant chaque repas, à raison d'une cuillerée à soupe dans un verre d'eau tiède ou de jus de pommes.

Cor, durillons

Appliquez-y durant la nuit une compresse faite d'une demi-tranche de pain rassis imbibé de vinaigre de cidre. Au matin, il n'en restera plus trace. On peut aussi utiliser du vinaigre dans lequel on aura mis à macérer des oignons.

Coup de soleil

- Il suffit d'asperger les régions atteintes avec du vinaigre de cidre pur: soulagement immédiat garanti! Répétez l'opération toutes les vingt minutes. Si le coup de soleil est grave, appliquez une compresse imbibée de vinaigre que vous garderez toute la nuit. Même si l'odeur en est déplaisante, cela n'a rien à voir avec une nuit passée à souffrir sans oser se retourner. Buvez beaucoup, y compris de l'eau vinaigrée.

- Vous pouvez aussi prendre un bain d'eau tiède à l'eau duquel vous avez ajouté un verre de vinaigre.
- Pour protéger votre peau du soleil, utilisez un mélange d'huile d'olive et de vinaigre de cidre, à parties égales. On obtient d'encore meilleurs résultats avec cette préparation:
  - 1/8 de litre d'huile de millepertuis
  - 1/8 de litre d'huile de germe de blé
  - 5 gouttes d'huile essentielle de lavande
  - 1/4 de litre de vinaigre de roses

Crampes / contractures musculaires

- On a constaté que la prise au repas du soir du mélange vinaigre de cidre – miel et eau, avec un comprimé de calcium ou des multiminéraux, soulageait rapidement la tendance aux crampes dans les jambes, diurnes ou nocturnes.
- La fatigue musculaire est soulagée par des enveloppements faits avec un linge mouillé de vinaigre de cidre que l'on garde en place quelques minutes. On peut aussi ajouter au vinaigre un peu de poivre de Cayenne.

Décalcification

Le vinaigre de cidre est riche en oligo-éléments tels que le calcium, le magnésium, la silice, le manganèse, le potassium…, tous nécessaires au maintien de la masse osseuse. Mais, détail important, il contient aussi du bore, élément nécessaire au métabolisme du calcium ainsi qu'à la construction et au maintien d'un squelette en bon état. Le bore joue un rôle complexe dans la libération des hormones stéroïdiennes (leur taux augmente en sa présence), ce qui est essentiel dans le cas, par exemple, des femmes ménopausées pour prévenir l'ostéoporose. Le vinaigre de cidre est en ce cas encore une merveille!

Il peut aussi servir à extraire et rendre assimilable le calcium de certains aliments. De plus, certains chercheurs pensent que la tendance à la décalcification chez les personnes âgées va aussi de paire avec une insuffisance des sécrétions gastriques qui s'accentue généralement au fil des années. Celles-ci ne sont alors plus à même de dissoudre le calcium présent dans le bol alimentaire qui ne sera donc pas assimilé. Là encore, l'apéritif au vinaigre constitue une solution simple et bon marché à ce problème. Il suffit d'ajuster la dose selon votre ressenti. Voici un moyen peu coûteux de vous recalcifier (dans cette formule, le vinaigre de cidre peut aussi être remplacé par du jus de citron).

Si vous disposez de bons œufs de ferme (il faut être certain que les poules vivent en liberté et sont nourries de produits sains et naturels), récupérez les coquilles et faites-les macérer pendant une nuit dans du vinaigre de cidre: celui-ci va dissoudre le calcium des coquilles que vous pourrez alors consommer, toujours à la même ration d'une cuillerée à café dans un verre d'eau tiède. Et si vous prenez des compléments de calcium, prenez votre comprimé associé au verre de boisson vinaigrée: vous n'en tirerez que plus de résultats!

Dents

Pour soulager un mal de dent, faites chauffer un peu de vinaigre, ajoutez-y un soupçon de poivre rouge (si vous l'aimez) et gardez-le en bouche quelques minutes. Pour plus d'efficacité, appliquez en même temps une compresse chaude imbibée de vinaigre sur la joue.

Diarrhée

Pour la soulager, préparez-vous un vinaigre de menthe.

Vinaigre de menthe

- 50 g de menthe séchée réduite en poudre
- 1/2 litre de vinaigre de cidre

Laissez le tout macérer dans un bocal fermé pendant trois semaines.

Dose: 1 cuillerée à café de ce vinaigre dans une tisane de feuilles de menthe.

Pline l'Ancien recommandait la prise d'un verre d'*oxycrat* toutes les trois ou quatre heures: l'oxycrat se prépare en mélangeant simplement une cuillerée à soupe de vinaigre à un litre d'eau. Prenez pour cela du vinaigre de cidre dans lequel vous aurez mis à macérer des pissenlits.

Digestion / troubles digestifs

Le vinaigre est apéritif et favorise la digestion et l'assimilation, ce qui permet une amélioration du métabolisme. Vous rendrez aussi vos légumes secs plus digestes en ajoutant simplement un peu de vinaigre à l'eau de cuisson.

Voir *estomac*.

Entorse

Le mieux est de surélever la jambe et d'appliquer des compresses froides imbibées de vinaigre et recouvertes d'un plastique pour garder l'humidité. Encore meilleur: le cataplasme de consoude au vinaigre (voir *arthrite*).

Erythème fessier

Cette affection assez commune chez le nourrisson résulte du contact prolongé de la peau avec l'urine. Rougeurs, irritations, éruptions peuvent être traitées, mais aussi prévenues, de façon simple: lavez les zones atteintes avec un mélange de vinaigre de cidre et d'eau (une cuillerée à café pour une tasse d'eau).

Estomac, gastrite

> **Attention:** le vinaigre est déconseillé en cas d'ulcération gastrique.

En dépit de cette mise en garde prudente, il semble que le vinaigre soit beaucoup moins agressif pour la muqueuse gastrique qu'on ne le pense souvent. Mais, encore une fois, tout est question de bon sens et d'écoute de vos réactions personnelles.

Des chercheurs japonais ont même démontré que l'absorption quotidienne de vinaigre de bonne qualité était susceptible de prévenir les ulcères gastriques en poussant l'estomac à sécréter un suc protecteur. Il semble aussi que le vinaigre soit capable d'attaquer et détruire les bactéries à l'origine de nombreux troubles digestifs: gastrite, colite etc. Il permettrait même de limiter les risques d'intoxication alimentaire. Attention cependant à n'utiliser que de faibles doses de vinaigre, sous peine d'inversion des effets. La plupart du temps, la cuillerée à café suffit, parfois même 1/2 c. à café: apprenez à ressentir ce que votre corps vous dit. Voici ce qui est généralement conseillé:

- Prenez votre vinaigre dans du jus de légumes: cette synergie vous permettra d'absorber plus de fibres et de bêta-carotène.
- Pour calmer les maux d'estomac et réduire les flatulences, buvez doucement – en plusieurs fois réparties au cours de la journée – un verre d'eau tiède additionné d'une cuillerée à soupe de vinaigre de cidre et d'une cuillerée à soupe de miel.
- En cas de digestion lente ou difficile, prenez une cuillerée à café de vinaigre de menthe (voir Diarrhée) dans de l'eau chaude miellée.

Evanouissement, syncope

- Faire respirer du vinaigre à une personne victime d'une syncope la réveille. Le vinaigre de muguet est pour cela le meilleur. On fait aussi boire un peu de vinaigre à une personne somnolente pour avoir pris trop de somnifère.
- Vous pouvez aussi lui faire prendre un morceau de sucre imbibé de vinaigre.

Fièvre

Mélangez une partie de vinaigre avec cinq parties d'eau. Employez cette solution pour faire des enveloppements et des compresses.

Cette solution rafraîchit le corps brûlé de fièvre, dissout les toxines que cette eau vinaigrée «attire à la surface de la peau».

Fortifiant

Le vinaigre de cidre, associé au miel, est fortifiant et revitalisant. On peut ainsi le conseiller, bien qu'à faibles doses, aux personnes fatiguées, stressées ou surmenées.

- 1/2 cuillerée à café de vinaigre de cidre
- 1 cuillerée à café de miel
- 1 verre d'eau tiède

A consommer trois fois par jour 1/2 heure avant les repas.

Pensez aussi au Tamago-Su, le vinaigre tonique des Samouraïs!

Gencives, aphtes

Essayez les bains de bouche au vinaigre: 2 cuillerées à soupe pour un verre d'eau tiède.

Gorge (maux de), angines

La plupart des maladies infectieuses commençant par une angine, il faut prendre au sérieux tout mal de gorge débutant. Il est pour cela conseillé de systématiquement prendre du chlorure de magnésium dilué, à raison d'un verre toutes les trois heures dès qu'il y a de la fièvre[1]. Cependant, le vinaigre est un adjuvant qui peut aussi se montrer très utile. Voici quelques formules:

Pour soulager le mal de gorge

- 1/4 de verre de miel
- 1/4 de verre de vinaigre de cidre

Prendre une cuillerée à soupe de ce mélange toutes les quatre heures.

Sirop au vinaigre

- 1/2 verre de vinaigre de cidre
- 3 cuillerées à soupe de miel
- 1 cuillerée à café de poivre de Cayenne
- 1/2 verre d'eau

Mêlez bien le tout et prenez-en une cuillerée à soupe en cas de besoin.

[1] voir *L'argile pratique* et *Le chlorure de magnésium: un remède-miracle méconnu* du même auteur, coll. Pratiques Jouvence, 1998.

Mémoinre avant chaque repas un verre d'eau tiède Les tritionné d'une seule cuillerée à café de vinai- un gre de cidre (limitez-vous à une prise par jour ch en cas de gastrite).

- Essayez aussi cette «recette de grand-mère»:
  - Préparez une décoction de pissenlit et sauge
  - Ajoutez-y une cuillerée de vinaigre de cidre
  - Prenez la préparation, chaude, avant les repas par cures de trois semaines.

Odeurs corporelles

L'usage généralisé de savons alcalins tend à diminuer l'acidité normale de la peau. Or, c'est cette acidité qui lui permet de résister aux attaques bactériennes. Le meilleur remède – et le plus simple – consiste en l'application locale de vinaigre. Pour plus d'agrément, vous pouvez utiliser un vinaigre parfumé (vinaigre de roses, de romarin, de menthe …).

Oreilles (maux d'), otite

Là encore, l'important est de rétablir le pH normal de l'oreille interne. Pour cela, il est un remède simple et efficace: le vinaigre! Faites tiédir un peu de vinaigre et instillez-le dans le canal auriculaire, en veillant à bien le remplir. Pour cela, mieux vaut demander à votre patient de poser la tête sur la table et de demeurer en cette position pendant une minute. Demandez-lui alors de tourner la tête de l'autre côté et recueillez le liquide avec un mouchoir en papier. Recommencez plusieurs fois par jour en cas d'otite.

Préventivement: si votre enfant a tendance à faire des otites, prenez l'habitude de lui instiller du vinaigre dilué à part égale avec de l'eau bouillie dans les oreilles chaque soir au coucher: vous lui épargnerez bien des souffrances inutiles[2]. Pensez à faire de même avant qu'il ne se rende à la piscine, ainsi qu'à son retour.

Peau (problèmes de)

Le vinaigre est un remède-miracle en cas de maladie de peau, quelle qu'en soit la nature, probablement en raison de son acidité, son pH étant quasi identique à celui d'une peau saine. En usage externe, il soulage démangeaisons, éruptions, infections et mycoses.

- Diluez à part égales du vinaigre dans de l'eau et utilisez cette préparation en lotion sur les zones atteintes. N'oubliez pas non plus de consommer chaque jour un peu de vinaigre de cidre:

[2] Pensez aussi à leur donner du chlorure de magnésium. Voir *Le chlorure de magnésium: un remède-miracle méconnu* du même auteur, coll. Pratiques Jouvence, 1998.

Rhume

Dés la première atteinte, prenez une cuillerée à soupe de vinaigre de cidre dans un verre d'eau chaude additionnée de miel trois fois par jour. Préventivement, consommez ce mélange quotidiennement, à raison d'une cuillerée à café une ou deux fois par jour.

Voici une recette de grand-mère fort efficace pour couper rapidement court à un début de rhume et éviter qu'il ne s'aggrave: trempez un mouchoir dans du vinaigre, essorez-le bien et saupoudrez-le de poivre. Appliquez le mouchoir sur la poitrine, côté poivre en contact avec la peau, et maintenez le tout en place avec un bandage. Gardez ce cataplasme une vingtaine de minutes. Rincez bien la peau après l'avoir retiré.

Préparez un vinaigre à l'eucalyptus que vous inhalerez fréquemment:

- vinaigre de cidre
- quelques gouttes d'huile essentielle d'eucalyptus préalablement diluées dans une cuillerée à café d'alcool à 90°.

Saignement de nez

En cas de saignement de nez, appliquer aux narines ou sur la nuque un linge trempé dans du vinaigre.

Sciatique

Appliquez des cataplasmes de verveine officinale cuite dans du vinaigre. L'application de compresses vinaigrées soulage rapidement les douleurs.

Stress

Prenez deux fois par jour une tisane de mélilot additionnée d'une cuillerée à café de vinaigre de marjolaine (ou de vinaigre de cidre si vous n'en avez pas).

Vinaigre de marjolaine

- 50 g de marjolaine séchée réduite en poudre
- 1/2 litre de vinaigre de cidre

Laissez macérer le tout durant trois semaines, filtrez.

Taches de vieillesse

Il est possible de les atténuer et même bien souvent de les faire disparaître en quelques semaines avec l'un ou l'autre de ces remèdes simples.

- Appliquez deux ou trois fois par jour sur les taches cette lotion composée de deux cuillerées à café de vinaigre et d'une cuillerée à café de jus d'oignon.

- On peut aussi plus simplement frotter la peau avec un demi-oignon préalablement trempé dans du vinaigre.

Toux (voir aussi bronchite)

- Vous souffrez de toux sèches qui vous empêchent de dormir? Pensez à humecter vos taies d'oreiller avec du vinaigre de cidre.
- Préparez-vous de l'*oxymel*, sirop que l'on consomme depuis des siècles allongé d'eau. Préparez ce dernier avec 1/2 litre de vinaigre dans lequel vous aurez fait préalablement macérer:
  - 10 g de poudre de racine d'iris
  - 10 g de poudre de racine d'aunée
  - 10 g de poudre d'eucalyptus

Oxymel

- 250 g de miel
- 1/2 litre de vinaigre

Mélangez le tout. Cet oxymel peut être fabriqué avec des vinaigres dans lesquels on a mis à macérer des plantes adaptées au but recherché.

Dose: délayez dans une tasse d'eau chaude 1 cuillerée à café de ce mélange.

Verrues

Faites macérer de la peau d'orange dans du vinaigre d'alcool pendant 24 heures. Découpez une rustine dans la peau d'orange et fixez-la sur la verrue. Si l'endroit est gênant, gardez-la seulement la nuit. La verrue tombe en moins d'une semaine[3].

Vertiges

Respirez du vinaigre dissipe rapidement l'état vertigineux. N'omettez cependant pas de rechercher l'origine de ce malaise: voyez un thérapeute.

Vieillissement

Les radicaux libres sont les principaux responsables du vieillissement, mais aussi des troubles cardio-vasculaires, de la cataracte, du cancer et autres maladies dégénératives.

Or, les antioxydants absorbent les radicaux libres, les rendant ainsi inoffensifs. Le vinaigre contient l'un des principaux antioxydants: le bêta-carotène (un précurseur de la vitamine A), présent sous une forme naturelle et assimilable. Les recherches de plusieurs université américaines ont démontré qu'une alimentation riche en bêta-carotène diminuait le risque de cancer

[3] Extrait de *Vérités-Santé Pratique*, du 27 février 1999.

et accroissait la résistance de l'organisme en préservant l'immunité naturelle.

- Une bonne formule, souvent préconisée par les anciens pour profiter au mieux de cette fonction protectrice est de prendre quotidiennement sa cuillerée à café de vinaigre dans un grand verre de jus de légumes, surtout du jus de carotte frais.
- En cas de fatigue et de baisse de tonus, prenez à petites gorgées avant chacun des trois rsepas cet apéritif:
  - 2 cuillerées à soupe de vinaigre de cidre
  - 1 cuillerée à café de miel
  - 1 verre d'eau tiède
- Autre formule souvent conseillée, qui présente l'avantage de drainer en plus sur vos voies biliaires:
  - 1 cuillerée à soupe de vinaigre de cidre
  - 1 cuillerée à café d'huile d'olive
  - 1/2 cuillerée à café de miel

  Versez cet assaisonnement sur vos crudités.
- Autre recette de vinaigrette tonique et revitalisante:
  - 1/4 de verre de vinaigre
  - 1/4 de verre d'huile composée (mélange d'huiles de première pression à froid: disponible dans les magasins de diététique[4])
  - 1/8 de verre de miel naturel

[4] Par exemple, Equilhuil.

- Pensez aussi à vous préparer du Tamago-Su, ce fameux vinaigre à l'œuf préparé à partir de vinaigre de riz complet.

Voies urinaires

Une urine insuffisamment acide favorise le développement des infections urinaires, si pénibles à supporter. En cas de problème, prenez une cuillerée à soupe de vinaigre de cidre dans une grande tasse d'eau chaude miellée deux ou trois fois par jour, jusqu'à guérison.

Vomissements / nausées

Les origines de ces troubles pouvant être fort diverses, il importe bien entendu de les rechercher et de les traiter. Quoi qu'il en soit, le vinaigre apporte un soulagement rapide.

- Appliquez sur votre estomac un linge trempé dans du vinaigre de cidre tiédi. L'opération peut être renouvelée plusieurs fois, au fur et à mesure du refroidissement de la compresse.
- Prenez du vinaigre de girofle: 1 cuillerée à soupe dans un verre d'eau chaude.

Vinaigre de girofle

Mettez à macérer pendant une semaine (ou plus) quelques clous de girofle dans du vinaigre.

Yeux

- On traite avec succès les infections oculaires, de même que les irritations situées près des yeux, avec du vinaigre de cidre dilué à raison d'un volume de vinaigre pour quatre volumes d'eau.
- Vous pouvez aussi baigner vos yeux avec une solution composée d'une cuillerée à café de vinaigre pour un verre d'eau bouillie refroidie.
- Il semblerait que la prise régulière de vinaigre de cidre limite les risques de formation de la cataracte, cette maladie associée au vieillissement. La présence dans le vinaigre de bêta-carotène en serait un élément-clé. On peut amplifier ce résultat en prenant le vinaigre dans du jus de carotte.
- En cas de baisse de votre acuité visuelle ou si vous voyez mal la nuit, pensez à prendre votre vinaigre additionné de miel dans du jus de myrtille.

□

Autres utilisations

Usage vétérinaire

Le vinaigre, en application externe, est très efficace contre les affections parasitaires: il suffit généralement de badigeonner les lésions avec du vinaigre pur ou enrichi de plantes adaptées au problème: vinaigre au lupin contre la gale, vinaigre au miel pour les lésions infectées de la peau, vinaigre à l'ail ou au romarin dans le cas de piqûres d'insecte etc.

Pour chasser les puces et autres hôtes indésirables du pelage de votre compagnon à quatre pattes, rien ne vaut une bonne friction à l'eau vinaigrée! Cela lui assurera de plus un pelage brillant et soyeux du meilleur effet! Et si l'odeur du vinaigre vous indispose, rien ne vous empêche d'utiliser pour cette lotion un vinaigre de plante ou de fleurs. Le vinaigre de lavande est particulièrement indiqué pour cet usage, ou encore le vinaigre de citronnelle, antiparasitaire:

Vinaigre de lavande

- 100 g de fleurs fraîches ou séchées
- 1 litre de vinaigre de cidre

Comme dans le cas de tous les vinaigres de plantes, il vous suffit de laisser macérer le tout dans un bocal hermétique au soleil (ou près d'un radiateur) pendant trois semaines, puis de filtrer la préparation. Quant aux fleurs vinaigrées, ne les jetez pas: laissez-les sécher, puis enfermez-les dans de petits sachets de tissu. Ils parfumeront agréablement vos armoires et en éloigneront tout insecte indésirable!

Vinaigre de citronnelle

- 15 g d'huile essentielle de citronnelle
- 1/2 litre de vinaigre de cidre

Diluez l'huile essentielle dans un peu d'alcool à 90°, puis mélangez-la au vinaigre. Rien de plus simple, n'est-ce pas?

Les vinaigres de beauté

Pour terminer ce livre, je ne résiste pas à l'envie de vous faire partager quelques «trucs» qui vous permettront, à moindre frais, de vous mettre en beauté et soigner votre peau.

Le pH du vinaigre, très similaire à celui de la peau, ainsi que ses vertus astringentes et antioxydantes, en font un allié de choix contre le vieillissement cutané.

Pour toutes les peaux: après votre toilette, rincez-vous le visage à l'eau vinaigrée (de préférence parfumée): cela supprimera les effets nocifs du calcaire de l'eau du robinet.

Contre l'acné, lotionnez-vous le visage avec un peu de vinaigre de lavande dilué. Appliquez aussi ce masque pendant 10 minutes:

Masque astringent au vinaigre et au miel
2 cuillerées à soupe de miel dilué dans 1 cuillerée à soupe de vinaigre de cidre (de préférence vinaigre de menthe).

Peaux sèches ou grasses: le vinaigre équilibre ces deux types de peau. Pour en augmenter l'effet, vous pouvez y associer des plantes.

Lotion adoucissante pour peau sèche
Préparez une décoction de graines de lupin (30 g pour 1 litre d'eau) que vous laisserez frémir dix minutes et à laquelle vous ajouterez 2 cuillerées à soupe de vinaigre de cidre.

Masque pour peau normale ou grasse
Mélangez 3 cuillerées à soupe de yaourt avec 1 cuillerée à café de vinaigre de cidre et 1 cuillerée de farine. Appliquez la pâte obtenue sur le visage et gardez-la dix minutes.

Masque antirides
Mélangez 3 cuillerées à soupe d'argile verte avec 1 cuillerée à soupe de vinaigre de romarin, 1 cuillerée à soupe d'huile de germe de blé. Appliquez en masque épais et gardez au moins 20 minutes.

Effet tenseur: vous devez sortir après une journée fatiguante? Appliquez un peu de vinaigre parfumé pur sur votre peau parfaitement nettoyée et maquillez-vous aussitôt. Votre peau sera retendue, douce et lisse.

Un déodorant au vinaigre
C'est simple, il suffit d'appliquer du vinaigre pur (de pin ou de sapin, aux vertus antisudorales), car le vinaigre exerce une action régulatrice sur les mécanismes de la sudation.

Vinaigre de pin ou de sapin
- 1 poignée d'aiguilles de pin ou de sapin
- 1 litre de vinaigre de cidre ou d'alcool

Faites bouillir pendant cinq minutes les aiguilles de pin dans le vinaigre et laissez le tout macérer pendant environ trois semaines. Vous obtiendrez un excellent déodorant naturel.

Hygiène bucco-dentaire
Utilisé en gargarismes ou en bains de bouche, les propriétés antiseptiques du vinaigre en font un

excellent préventif des problèmes de gencives. Il rafraîchit la bouche et dissout le tartre.

Attention: n'utilisez que du vinaigre dilué! Respectez la dose habituelle d'une cuillerée à café pour un verre d'eau: le vinaigre pur pourrait attaquer l'émail des dents!

□

Ce ne sont là que des exemples de ce qu'il est possible de faire avec le vinaigre. Nous n'en avons pas abordé l'aspect gastronomique, pas plus que celui de ses mille usages domestiques, mais tel n'était pas notre but. Quant aux «recettes de beauté», elles foisonnent, ainsi que les formules de laits de toilette, lotions diverses, masques, crèmes, onguents et j'en passe. Un livre complet sur le sujet y suffirait à peine!

J'espère simplement que ces quelques idées vous auront permis de faire mieux connaissance avec cet étonnant aliment-remède aux mille vertus qu'il aurait été dommage de simplement reléguer au simple rang des condiments.

Bibliographie

Manuel pratique des Médecines douces, Pr. Patrick Pietroni, Editions Hachette Pratique, 1996

Encyclopédie des plantes médicinales, Tina Cecchini, Editions De Vecchi, Paris, 1975

Encyclopédie Rodale des remèdes naturels et des trucs de santé, Mark Bricklin, Edi-Inter 1990

Les pouvoirs magiques du vinaigre, Carline Arnaud, Editions Trajectoire, Paris, 1998

Les vertus du vinaigre, Anne Lavédrine, Editions Michel Lafon, Paris, 1997

Le livre du vinaigre, Emily Thacker, Willow Tree Press, Australie, 1995

Merveilleuses vertus des plantes, secrets antiques, Suzanne Foinard, Editions Sainte Rita, Nice, 1958

L'équilibre acido-basique, Christopher Vasey, Editions Jouvence, 1991

Vérités-Santé Pratique, du 27 février 1999

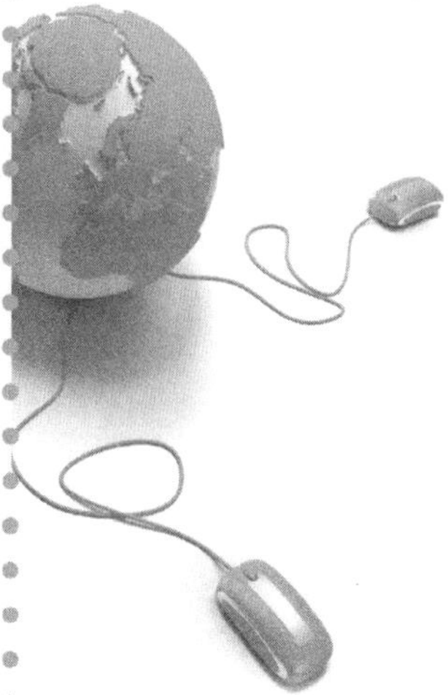

Achevé d'imprimer par Litografia Rosès
en Août 2010.

Imprimé en Espagne

Dépôt légal : octobre 1999

Ce livre est imprimé par Litografia Rosès qui assure une stricte application des régles concernant le recyclage et le traitement des déchets, ainsi que la réduction des besoins énergétiques.